PUBLICATIONS DE LA SOCIÉTÉ FRANÇAISE D'HYGIÈNE

MODERN CREMATION

PAR

le Dʳ Prosper de PIETRA SANTA

LAURÉAT DE L'INSTITUT

(Académie des Sciences)

SECRÉTAIRE GÉNÉRAL DE LA SOCIÉTÉ FRANÇAISE D'HYGIÈNE

PARIS

AU BUREAU DE LA SOCIÉTÉ

30, RUE DU DRAGON, 30

1889

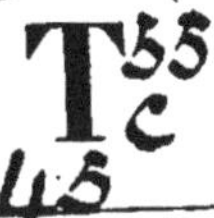

BUREAU DE LA SOCIÉTÉ FRANÇAISE D'HYGIÈNE

1888

Président d'honneur : S. M. DON PEDRO II, Empereur du Brésil.

Président : M. MARIÉ-DAVY.

Vice-Présidents : MM. BONNAFONT, PÉAN, MOUTARD-MARTIN, CHEVANDIER (de la Drôme), MULLER, PASSANT.

Secrétaire général : M. DE PIETRA SANTA.

Secrétaires : MM. JOLTRAIN, SAFFRAY, MONIN, F. BREMOND, MOREAU (de Tours), DEGOIX, BLAYAC, ROUXEL.

Membres du Conseil d'administration :

MM. LADREIT DE LACHARRIÈRE, CACHEUX, DEWULF-PONTONIER, LE COIN, MÉNIÈRE (d'Angers), D. A. CASALONGA, HUGUET, FICHET, BUNEL, MARY-DURAND, GORECKI, BLACHE *(Paris)*.

MM. MAURIN, PICHERAL, LAUNAY, RAMPAL, NIVET, ÉVRARD, LEVIEUX, FARINA, TARRAS, Cte TOUCHIMBERT, MAURICET, LEGENDRE *(Province)*.

Trésorier : M. TRÉHYOU.

Service de la vaccine : M. DROMAIN.

Bibliothécaire : M. HAMON.

Chefs du Laboratoire : MM. BRILLIÉ et DUPRÉ.

Organe de la Société :

JOURNAL D'HYGIÈNE

CLIMATOLOGIE

EAUX MINÉRALES, STATIONS HIVERNALES ET MARITIMES, ÉPIDÉMIOLOGIE

Bulletin des Conseils d'Hygiène et de Salubrité

PUBLIÉ PAR

Le Dr PROSPER DE PIETRA SANTA

Le Journal paraît tous les Jeudis.

20 francs par an. **30, rue du Dragon.**

PARIS

MODERN
CREMATION

PUBLICATIONS DE LA SOCIÉTÉ FRANÇAISE D'HYGIÈNE

MODERN CREMATION

PAR

le Dr Prosper de PIETRA SANTA

LAURÉAT DE L'INSTITUT
(Académie des Sciences)
SECRÉTAIRE GÉNÉRAL DE LA SOCIÉTÉ FRANÇAISE D'HYGIÈNE

PARIS
AU BUREAU DE LA SOCIÉTÉ
30, RUE DU DRAGON, 30

1889

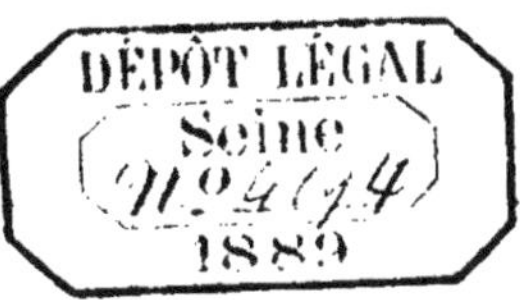

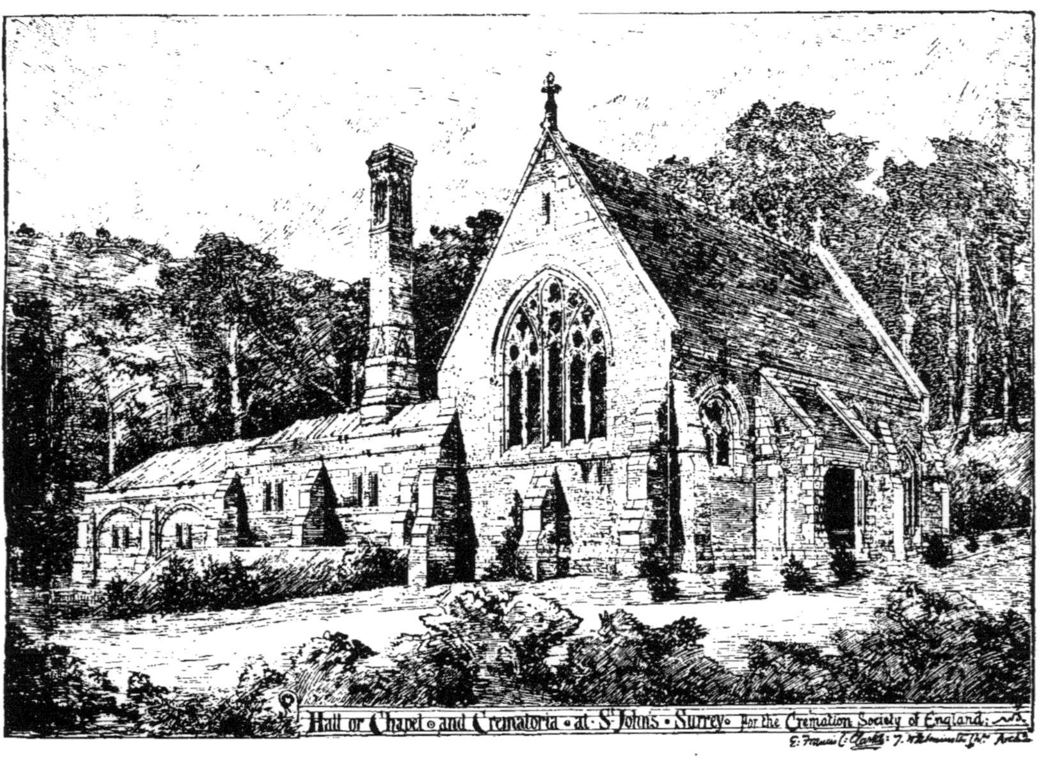

Hall or Chapel ⊙ and Crematoria · at · S⸰ Johns · Surrey⸰ For the Cremation Society of England.
E: Francis C: Clarke: J. W Palmer etc Jn⸰ Arch⸰

MODERN CREMATION [1]

I

Le récent travail *Modern Cremation, its history and practice*(2), publié par votre illustre compatriote, sir Henry Thompson, que la Société française d'Hygiène s'honore de compter parmi ses membres; l'active propagande par la parole et par les conférences faites à Dublin par le Dr Cameron, et ici même par sir Spencer Wells; me dispensent de traiter devant vous l'historique de ce grand problème d'hygiène publique, que nous appelons Incinération des corps, ou *Crémation*, et d'ajouter des arguments nouveaux pour établir *sa raison d'être*.

La tâche que je m'impose aujourd'hui est plus modeste et plus restreinte; je désire seulement vous faire connaitre les dernières améliorations et perfectionnements qui ont été apportés, au point de vue pratique, aux systèmes déjà connus. Toutefois, avant d'entrer au cœur du sujet, permettez-moi, avec votre obligeance habituelle, de tracer à grands traits un parallèle ou comparaison, sur l'*état de la question*, en Angleterre et en France.

---

(1) Conférence faite à l'*Health Congress* de Hastings and Saint-Leonard-on-sea (Sussex).

(2) *Crémation moderne*, son historique et ses appareils pratiques avec les instructions rédigées par la Société de Crémation de Londres, par Sir Henry Thompson, 1 vol. in-18°, avec gravure représentant le monument crématoire de Saint-John's. Édité par Kegan Paul, Trench and C⁴ — Londres 1889.

Nous remercions sincèrement ces Messieurs d'avoir mis à notre disposition le cliché du Crématoire de Saint-John's.

En Angleterre, comme vous le savez déjà, l'impulsion a été donnée au mouvement crémationiste par sir Henry Thompson, qui, à son retour de l'Exposition universelle de Vienne, consignait ses idées dans des articles *(The treatement of body after death)* d'une Revue de Londres qui avait eu, dans tout le Royaume-Uni, un retentissement des plus légitimes et des mieux accentués.

Dès le mois de janvier 1874, était fondée la *Cremation Society of England* et, bientôt après, avec cette initiative pratique, qui est l'heureux privilège de votre race, s'élevait à Woking (Surrey), le premier *Crematorium.*

Pendant que l'opinion médicale et scientifique se préoccupait de la Réforme dans les Congrès de la *British medical Association*, et dans les meetings du *Sanitary Institute of Great Britain*, les incinérations, à Woking, succédaient aux incinérations.

De 3 en 1885, elles s'élèvent à 10 et à 13 en 1886 et 1887 ; l'année 1888 en compte 27 ; et la plus récente a eu pour sujet un haut seigneur de vieille roche, *the marquis of Ely.*

Toutes ces crémations ont été opérées, en respectant le libre arbitre de l'individu et de la famille, en s'imposant toutes les précautions d'ordre médical, d'ordre sanitaire, d'ordre médico-légal, et d'ordre religieux, qu'indiquent la science, le culte et l'économie sociale. Que si la liberté de la crémation n'est pas encore inscrite, en termes formels, dans un texte de loi *(act)*, vous savez qu'à la Chambre des Communes, le *bill* qui la réclamait a obtenu une première fois une minorité notable, minorité qui ne peut manquer de devenir prochainement majorité, par l'intervention du *Select Committee* réclamé par le Dr Ch. Cameron de Glascow (1).

---

(1) Le Comité devra porter son enquête : sur l'efficacité et la raison d'être des lois existantes sur le *disposal of dead* (sépulture) ; sur les moyens d'établir les véritables causes de la mort ; sur la recherche *(detecting)* des morts attribuables aux poisons, violences, négligences ; sur l'indispensabilité de l'intervention des autorités sanitaires.

En résumé, en voyant le terrain parcouru depuis quinze ans sur la grande voie du Progrès hygiénique, nous pouvons augurer d'une victoire complète, remportée par la conviction, la persévérance, la foi (1) et l'instruction (2), ces grands facteurs de la civilisation moderne. La France qui s'était trouvée dans des conditions beaucoup plus favorables pour faire triompher la Réforme de l'Incinération, la France, je ne crains pas de l'avouer, n'a pas fait réaliser beaucoup de progrès à l'*idée crémationiste.*

Le culte des morts qui est l'un des privilèges de la population parisienne; la regrettable tactique des promoteurs de la Société française de Crémation, en faisant intervenir à outrance dans cette propagande la libre pensée et le radicalisme; l'opposition non équivoque du clergé; les décrets encore existants des 12 frimaire an II et 23 prairial an XII, sur les cimetières et les inhumations ; tels sont les obstacles très sérieux qui se sont mis en travers de la marche en avant.

Vous ayant parlé des conditions favorables où se trouvait la France en face de la réforme, laissez-moi signaler sommairement les principales.

C'est vers la fin du xviiie siècle, que s'est posée chez nous d'une manière pressante, la grave question des sépultures nationales.

En l'an V de la République, Legrand d'Aussy, père jésuite et membre de l'Institut de France, affirmait haute-

---

(1) Dans un récent sermon, le Rév. P. Hawies recommandait d'accepter la pratique de l'incinération avec ses grands avantages pour la communauté. « Tous ceux qui n'ont pas pu faire de bien pendant leur vie, peuvent encore rendre après leur mort quelques services à leurs semblables, en demandant que leurs corps soient réduits en cendres, au lieu d'être inhumés; ainsi le veut le progrès de la science sanitaire. »

(2) Depuis la création de la Société de Crémation de Londres, sir Thompson, indépendamment d'un don considérable fait par le duc de Bedford pour la construction à Saint-John's d'un *Crematorium* de famille adossé à la chapelle, a reçu en donations diverses plus de 5,000 liv. sterl. (125,000 francs).

Le dernier don est celui de 500 liv. sterl. fait par sir Henry Nasmyth, l'éminent ingénieur.

ment la nécessité de substituer l'incinération des corps à l'inhumation. Sur sa proposition, l'illustre aréopage votait un prix de 1,500 francs pour l'étude scientifique de la question.

Le Conseil des Cinq-Cents, qui d'après la Constitution de l'an III (1795) formait, avec le Conseil des Anciens, le Corps législatif, ne rejetait qu'à une faible majorité l'article 5 de la loi reconnaissant à chaque famille la liberté de choisir entre les deux modes de sépulture : l'inhumation ou la crémation.

Quelque temps après, en 1800, le comte Frochot, Préfet de police, autorisait cette dernière en ces termes précis et éloquents :

« Les derniers soins à rendre aux dépouilles humaines sont un acte religieux, dont la puissance publique ne pourrait prescrire le mode sans violer le principe de la liberté des opinions. »

Tels étaient, au commencement du siècle, la situation des choses et l'état de l'opinion; et il faut se reporter, par la pensée, aux vicissitudes politiques et économiques du pays, peut-être aussi à la mobilité du caractère national, pour s'expliquer comment la solution d'un problème, arrivée pour ainsi dire à maturité, avait pu être délaissée au point de ne fournir, pendant soixante-dix ans, que quelques articles isolés dans la littérature contemporaine, sous la signature des Drs Caffe, Sucquet, Lapeyrère et Morache, de Georges Sand, Paul Saint-Olave et Bonneau.

Ce n'est en effet qu'à l'époque de nos désastres (1870-71), que deux chefs éminents du service de santé de l'armée, le baron Larrey et le Dr Laveran, proposent à l'Administration supérieure l'incinération des cadavres, pour faire disparaître sur tous ces champs de carnage et de mort qui entouraient la capitale, le triste et navrant spectacle d'une masse d'inhumations précipitées, et d'ensevelissements à fleur de terre.

C'est à ce moment psychologique, comme a bien voulu le reconnaître mon illustre collègue et ami Sir Henry Thompson, que je suis intervenu pour faire connaître à mes concitoyens :

La *Crémation en Italie* (1872) ; la *Crémation des morts en France et à l'étranger* (1874).

Ces deux dates marquent sans conteste une nouvelle période d'études, d'activité, de vulgarisation.

Brochures, conférences, mémoires aux Sociétés savantes et aux deux Académies, rapports au Conseil municipal de Paris, articles de revues périodiques et de journaux quotidiens, en un mot, toutes les manifestations de la pensée humaine entrent en lice, à l'effet de reprendre les traditions du passé, à l'effet aussi de faire l'éducation théorique et pratique de ce grand enfant qui a nom : *Tout le monde!*

Si, dans l'ardeur de la polémique, quelques écrivains, quelques hygiénistes, quelques conseillers municipaux, se sont laissé emporter à travers les sentiers tortueux de la politique intransigeante, ou dans les régions de l'utopie et de l'*irréalisable*, avec mes amis du *Journal d'Hygiène* nous sommes restés fidèles à notre programme des premiers jours :

« Progrès par la science, liberté par l'étude et la conviction. »

Ce programme fécond était aussi celui de nos très regrettés confrères Polli de Milan, et Coletti de Padoue, lorsque, au terme de la première incinération faite en Italie (Albert Keller, 1876), ils s'écriaient :

« Nos armes de combat ont été : le calme constant de la discussion, et l'apostolat toujours efficace de la persuasion. Comme divinité protectrice de cette importante réforme, nous avons invoqué la liberté, et c'est au nom de cette liberté que nous venons de remporter la victoire. »

Si je rappelle ces souvenirs et ces réminiscences, ce n'est pas, croyez-le bien, Messieurs, dans une pensée d'orgueil personnel, mais uniquement pour vous prouver que nous étions dans la vérité des choses ; seulement, pendant que nous restions dans l'abstraction, et dans la théorie, Sir Henry Thompson et ses dévoués adhérents passaient de la théorie à la pratique en respectant sans cesse ces principes tutélaires : le libre arbitre, — la liberté, — la religion.

Aussi, voyez quel singulier contraste entre ces deux premiers crématoires de Woking et du Père-Lachaise :

A Saint John's, le monument comporte une chapelle et un crematorium.

La chapelle surmontée de la croix, et le crématoire, avec sa haute cheminée, sont construits dans le style gothique, au milieu de bois touffus et de bouquets de verdure, comme pour rasséréner l'esprit attristé par la pensée de la mort, en lui faisant entrevoir au delà de la réalité des choses, l'espérance et l'idéal !

Au Père-Lachaise, c'est un amas de pierres sans style architectural, sans aucun attribut religieux, qui ne parle ni à l'esprit ni au cœur, et qui ne constitue, en définitive, qu'une vulgaire usine de noir animal (1) !

Ils seront bien coupables aux yeux de la postérité, ces édiles intransigeants de la grande capitale, de la *Cité-Lumière*, qui ont toujours subordonné le progrès sanitaire

---

(1) Le système d'appareils adopté est celui de Gorini. Les ingénieurs de la ville (MM. Bartet et Formigé) ont tenu à les imposer au Conseil municipal, malgré toutes les critiques que nous avons alors adressées à ce système abandonné même en Italie, son pays d'origine. L'argument fondamental de M. Bartet était la dépense de première installation beaucoup moins élevée que pour le four Siemens. C'était là une grave illusion, car tous les devis ont été dépassés, avant même que le monument ne fût pourvu d'un escalier d'accès. Quant aux appareils, ils n'ont produit l'incinération complète que dans les limites d'environ deux heures de temps, ce qui n'est pas admissible. La dernière crémation faite au Père-Lachaise, sur le corps du Dr Bricon, et sous la surveillance du Dr Bourneville, a duré 2 h. 1/4. L'opération commencée à 11 h. 20 n'a été terminée qu'à 1 h. 35.

Croyez donc après cela à la hautaine infaillibilité des ingénieurs de la Ville !

à leurs bruyantes manifestations de radicalisme, de laïcisation et de libre pensée !

Joueurs inexpérimentés, ils avaient tous les atouts dans leurs mains, et ils sont en train de perdre la partie ! Et cependant, avant leur intervention, la Presse politique et scientifique avait largement soutenu de ses félicitations et de ses encouragements les écrivains et les hygiénistes qui revendiquaient pour la France l'initiative de la réforme, qui marchaient à la victoire sous la bannière de l'étude et de la liberté ! Mais, que pouvaient signifier ces mots fatidiques, pour certains énergumènes qui ne rêvent qu'enterrements civils et crémation obligatoire (1) aux cris répétés de *sus au Cléricalisme* devenu pour eux, hélas ! la négation de toute idée civilisatrice.

Quoi qu'il en soit, malgré l'impopularité d'un pareil programme, malgré les fausses manœuvres de l'état-major de la Société française de crémation, à un jour donné, au eours de la discussion de la loi du 15 novembre 1887 sur la liberté des funérailles, M. le Dr Blatin a fait entendre au Palais-Bourbon les nobles accents du progrès scientifique et de la saine raison, et la Chambre des députés a voté, à une forte majorité, le principe de l'incinération facultative.

---

(1) Personne n'ignore qu'au moment même où le Garde des Sceaux, Ministre de la Justice, et le Ministre de l'Intérieur, au nom des lois existantes, s'opposaient à la mise en pratique de la crémation, *même à titre d'essai*, le Conseil municipal autorisait l'incinération des débris de cadavres provenant des amphithéâtres officiels, laissant ainsi suspendue, comme une épée de Damoclès, sur la tête des malheureux malades des hôpitaux de Paris, la double et cruelle perspective, d'être mutilés après leur mort, et de savoir leurs cendres transformées en engrais !

Les premiers essais de crémation au Père-Lachaise ont été opérés sur des sujets atteints de maladies contagieuses, et soi-disant non *réclamés* par leurs familles !

Dans ces diverses circonstances, le Conseil municipal de Paris considérait comme nulle, et non avenue, l'opinion du Gouvernement, et préludait de sa propre autorité à l'inauguration de la *crémation* obligatoire que répudient le droit social et la raison humaine !

**

Cette loi légèrement, mais heureusement, amendée par le Sénat, a été promulguée (1) sous la réserve d'un Règlement d'administration publique, délibéré en Conseil d'État, et déterminant les conditions applicables aux divers modes de sépultures.

Le susdit règlement approuvé par décret du Président de la République, sur les rapports du Ministre de l'Intérieur, complète les dispositions des décrets du 23 prairial an XII et du 18 mai 1808 sur la police des cimetières et le transport des corps, en tenant compte des progrès accomplis par la science prophylactique.

Les nouvelles dispositions pour l'incinération des cadavres peuvent se résumer ainsi :

— Aucun appareil crématoire ne sera mis en usage sans une autorisation du Préfet accordée après avis du Conseil d'hygiène publique et de salubrité.

— Toute incinération devra être autorisée par l'officier de l'état civil sur le vu d'une demande de la famille, d'un certificat du médecin traitant, spécifiant que la mort est due à une cause naturelle, ou, à son défaut, du procès-verbal d'une enquête confiée à un médecin assermenté, enfin d'un rapport de ce dernier. Dans le but de prévenir les profanations, le Conseil d'État a stipulé :

« 1° Qu'un procès-verbal transmis à l'autorité municipale constatera la réception du corps et son incinération.

2° Que les cendres ne pourront être déposées, même à titre provisoire, que dans des lieux de sépulture réguliè-

---

(1) Voici le libellé des articles 3 et 5 de la loi du 15 novembre 1887.

« Art. 3. — Tout majeur ou mineur émancipé, en état de tester, peut régler les conditions de ses funérailles, notamment en ce qui concerne le caractère civil et religieux à leur donner, et le mode de sépulture.

» Art. 5. — Sera punie des peines portées aux articles 199 et 200 du Code pénal, sauf application de l'article 463 dudit code, toute personne qui aura donné aux funérailles un caractère contraire à la volonté du défunt ou à la décision judiciaire, lorsque l'acte constatant la volonté du défunt ou la décision du juge lui aura été dûment notifié. »

rement établis, ni déplacées qu'en vertu d'une permission de l'autorité municipale (1). »

Tout ce qui précède nous permet d'affirmer : que la loi française admet aujourd'hui l'incinération des morts, au même titre que leur inhumation.

Les précautions et mesures qui doivent présider à l'opération sont précisément celles que nous avons toujours réclamées, au nom de la santé publique et de la sécurité sociale.

Les unes et les autres se trouvent formulées dans les instructions sages et précises rédigées par la Société de Crémation d'Angleterre, et qui figurent, tout au long, dans le *Vade mecum* des partisans de l'incinération de Sir Henry Thompson.

Les seuls vœux que nous voulions énoncer, c'est que la France, notre chère patrie, à l'exemple de l'Angleterre protestante, et de l'Italie catholique, renonce à toute pensée de crémation obligatoire, en proclamant la pleine et entière liberté des cultes reconnus par l'État.

II

A la date de 1881, M. Max de Nansouty, ingénieur des arts et manufactures, et moi, avons publié dans le *Génie civil*, sur la Crémation, une série d'articles réunis plus tard en brochure (2).

---

(1) Nous transcrirons plus bas le texte du projet de décret adopté par le Conseil d'État.

(2) La CRÉMATION. — Sa raison d'être, — son historique, — les appareils actuellement mis en usage pour la réaliser. État de la question en Europe, en Amérique et en Asie. Brochure gr. in-8° avec une planche et 29 figures. — Paris. Publications du journal le *Génie Civil*, 1881.

Voici les paragraphes consacrés par nous à la « classification générale des fours de crémation » :

« Les fours de crémation usités jusqu'à ce jour peuvent se subdiviser en deux grandes catégories principales :

» 1° Les fours à cornue ;

» 2° Les fours à gaz.

» Les premiers sont principalement des *fours de distillation* des corps ; les seconds des *fours de combustion*.

» A ces derniers, dans l'état actuel de la question du moins, est réservé *le champ d'opération le plus vaste*. C'est en effet aller trop loin, selon nous, que de poursuivre l'idée de crémation jusque dans l'*utilisation* des produits de la décomposition cadavérique ignée. Quel que soit le système employé, *inhumation* ou *crémation*, le résultat est bien le même.

» En vertu de la loi générale d'évolution et d'équilibre vital, tout ce qui est matière organisée est appelé, forcément, à des désorganisations, et à des réorganisations successives, suivant une loi alternativement centrifuge et centripète, au point de vue mécanique « *Nascentes morimur finisque ab origine pendet* » la course vitale de l'être est véritablement une somme de morts partielles et de naissances partielles.

» Four ou cimetière, méthode rapide ou lente, civilisation ou mœurs primitives, donneront le résultat final. Mais, là surtout, les sentiments humains occupent une large place, et le mystère de la décomposition, percé à jour par la Science, a droit à l'ombre et au secret. Laissons la poussière retourner à la poussière, mais sans porter sur elle, au passage, une main industrielle qui pourrait sembler sacrilège ! »

Personne de vous, Messieurs, n'ignore que les premiers essais de crémation faits en Italie étaient fondés sur la combustion des corps au moyen du *gaz d'éclairage*.

Dans le petit temple, d'ordre dorique, du cimetière

monumental de Milan, l'appareil à feu des professeurs Polli et Clericetti, destiné à l'incinération du philanthrope Albert Keller, comprenait 217 flammes ou becs de gaz, qui mélangés à l'air pur atmosphérique (afin d'activer la combustion) constituaient de véritables *dards de chalumeau*.

180 flammes étaient rangées sur 10 lignes parallèles, en plan horizontal, pour former ainsi un vrai lit de flammes.

Les 37 autres étaient disposées au-dessus de la grille, où reposait le corps, et le long des parois de la voûte en pierres réfractaires qui délimitait la chambre d'incinération.

La crémation d'un cadavre dans le four Polli-Clericetti comprend ainsi deux périodes distinctes :

Dans la première, on consume toutes les parties liquides et molles, et pour cela, il suffit de la quantité d'air qui est nécessaire pour allumer le feu, et pour maintenir la combustion spontanée des gaz, qui se dégagent du corps et se développent dans sa décomposition ignée ; dans la deuxième période, qui comprend la calcination des résidus carbonisés, il faut injecter dans l'appareil un volume d'air considérable, afin de parvenir à l'oxydation complète et parfaite.

Bien compris, et soigneusement étudié dans ses moindres détails, le système Polli-Clericetti présentait le double inconvénient : d'exiger, pour l'opération totale, une durée d'environ 2 heures, et une dépense de plus de 80 francs (3 liv. et 12 sch.).

Ce sont ces deux objections, et plus particulièrement la première, qu'a cherché à résoudre M. H. Marini, ingénieur civil, par de nouvelles expériences entreprises dans les laboratoires de la Compagnie Parisienne d'éclairage et de chauffage par le gaz.

Voulant procéder d'une manière méthodique et sûre, il fallait déterminer, tout d'abord, la valeur et l'importance de ces hautes températures industrielles de 1,300 et 1,500

degrés qui font subir au squelette une véritable vitrification, incompatible avec la pensée bien arrêtée d'une réduction en cendres véritables.

Dans cet ordre d'idées, nous savons pertinemment
qu'avant d'être réduit en cendres, le corps humain doit
passer par trois phases distinctes :

Dessiccation, Combustion, Incinération, dans lesquelles
le calorique joue un rôle très différent, et très caractéris-
tique.

1° Pour la *dessiccation*, une chaleur très intense est
réellement utile, car il faut d'abord enlever au corps les
liquides et les corps gras qui forment les 9/10 selon les
uns, les 75 0/0 selon les autres, de son poids total.

Ne perdons pas de vue que l'évaporation de l'eau se
fait à 100 degrés C.; elle est à son maximum à quelques
degrés au-dessus; au delà de 500° l'eau éclate, et se pul-
vérise sans se vaporiser et passe à l'état sphéroïdal.

Les corps gras (graisses et liquides gras), qui affluent
dans nos organes, entrent en ébullition entre 300 et 350
degrés.

Dans ces conditions, nous devons retenir que la température la meilleure pour éliminer, le plus rapidement
possible, les liquides aqueux et gras contenus dans l'orga-
nisme, est celle de 600°, température dite du rouge sombre
ou cerise naissant.

Les températures extrêmes de 1,200 et 1,500 degrés
centigrades, fournies par les fours industriels du système
Siemens, produisent nécessairement, comme nous l'avons
déjà dit plus haut, des fragments vitrifiés irréductibles qui
entravent le succès de l'opération finale.

Une grande demi-heure paraît indispensable pour cette
première distillation.

2° La seconde phase, ou *combustion*, s'opère facilement
à la température du four, car le corps humain desséché
devient très combustible ayant perdu les 9/10, ou les 3/4
de son poids, il ne représente plus qu'une quantité de

matières relativement petite, pouvant être brûlée ou incinérée sans le secours de calorique supplémentaire : seulement, pour enflammer les vapeurs grasses et les gaz qui affluent dans la chambre d'incinération, il importe d'y introduire des proportions incessantes d'oxygène. Ce résultat peut s'obtenir de deux façons : soit par une soufflerie puissante qui injecte dans l'appareil de l'air atmosphérique, soit, ce qui vaut mieux encore, en employant l'oxygène pur actuellement d'un usage commode et peu dispendieux.

Pour réaliser ces conditions plus rapides de combustion, le four est disposé de manière à forcer tous les gaz à traverser la longue et large nappe de flammes du brûleur Bunsen, où ils rencontrent, en même temps que le calorique dégagé par les becs de gaz, la quantité d'oxygène nécessaire à cette deuxième période, dont la durée n'excède pas quinze minutes.

3° L'*incinération* proprement dite, c'est-à-dire la transformation des charbons ardents restés sur la sole du four, en acide carbonique et en cendres, ne nécessite pas un dégagement considérable de calorique, mais les nouvelles combinaisons chimiques exigent, de même, la présence d'une certaine quantité d'oxygène. Toutefois, en raison du dégagement considérable de calorique qui accompagne cette combinaison chimique, il devient indispensable d'en modérer la marche, selon la résistance des vaisseaux réfractaires dans lesquels elle s'opère (1).

Cette troisième phase réclamant environ quinze minutes, on voit que l'opération complète, et totale, comporte une durée d'une heure environ.

Il me reste maintenant à vous entretenir des récentes expériences de M. Pierre Guichard, membre du Conseil

---

(1) On ne peut songer à l'emploi d'un appareil en platine, qui défierait les plus hautes températures, en accélérant de beaucoup l'incinération, car chaque cornue en platine coûterait une soixantaine de mille francs.

municipal de Paris, qui avait préalablement étudié sur place, et *de visu*, les divers appareils crématoires qui fonctionnent en Italie, et qu'il n'hésite pas à déclarer très imparfaits.

La principale préoccupation de M. Guichard a été de réduire, au minimum possible, la durée de l'opération qui, avec son système, ne dépassera pas 35 minutes.

Dans sa pensée, lorsque la famille du défunt arrive au crématoire, elle doit pouvoir attendre dans un *hall* spécial, qu'on la mette en possession des cendres refroidies du cher mort.

Si l'attente n'est pas trop prolongée, il sera facile aux assistants d'employer ce temps, soit en prières, soit en écoutant les oraisons et discours funèbres d'usage.

C'est toujours le gaz d'éclairage qui sert ici de combustible ; mais, au lieu de le mélanger à l'air pur comme le faisaient Polli et Clericetti, au lieu de faire intervenir l'oxygène pur d'après le système Marini, le savant ingénieur se sert de l'air comprimé à l'effet d'activer la combustion et l'incinération, obtenant ainsi les hautes températures industrielles de 1,600 et 1,700 degrés centigrades.

Les premiers essais ont été pratiqués à l'usine d'air comprimé de la rue Saint-Fargeau sur deux moutons, qu'on avait ensevelis, placés en bière, et entourés de sciure de bois, comme s'il se fût agi de cadavres humains.

Le premier corps qui pesait 60 kilogrammes a été complètement détruit en 40 minutes ; le second du poids de 53 kilogrammes en 35 minutes.

La température du four était telle, que la grille en fer sur laquelle on avait placé les cercueils a été en grande partie fondue.

Cette haute température est obtenue par 16 chalumeaux disposés dans les parois du four amenant le gaz d'éclairage et l'air comprimé pris aux conduites de l'usine.

Grâce à l'obligeance de M. Guichard, je puis placer

sous vos yeux les plans de l'appareil avec ses diverses coupes. Vous vous rendez bien compte de la position de la chambre d'incinération, de la direction et de l'emplacement des chalumeaux, de la disposition de la cheminée dans laquelle est dirigé un jet puissant d'air comprimé qui établit un appel d'air non moins puissant dans toutes les parties de l'appareil. Ajoutons que les divers chalumeaux peuvent être réglés isolément au moyen de robinets indépendants, de manière à concentrer le plus de calorique possible sur les parties du corps les plus résistantes.

Comme il était facile de le prévoir, si M. Guichard réalise une combustion des plus rapides, par l'emploi des hautes températures, il arrive nécessairement à la vitrification des parties carbonisées du squelette, vitrification qui empêche d'ordinaire leur réduction en cendres.

Pour résoudre cette sérieuse objection, il a imaginé de faire subir aux os et résidus vitrifiés une véritable *trempe* dans un récipient d'eau froide. Ce récipient adossé à l'appareil est muni à l'intérieur d'une fine toile métallique, surmontée de deux anses, sur laquelle seront reçues les cendres résultant de la pulvérisation des débris vitrifiés.

« Effectivement, écrit M. Guichard, le résultat de la précipitation des os incandescents dans l'eau froide est de les pulvériser instantanément sans aucune action mécanique, et sans qu'aucun broiement soit nécessaire. »

Le prix de revient de chaque crémation est calculé à 30 francs (15 francs de gaz et 15 francs d'air comprimé).

Je vous demande mille pardons, Messieurs, d'avoir abusé de votre bienveillante attention en vous exposant cette longue série de détails minutieux et techniques, mais ils m'ont paru indispensables pour mieux établir les perfectionnements successifs réalisés au cours de ces derniers mois dans la question pratique de l'incinération des corps.

Cette étude donne le droit d'affirmer, une fois de plus,

avec vos illustres concitoyens, Sir Henry Thompson, William Eassie, Sir Spencer Wells, Dr Cameron et tant d'autres, que la crémation des morts et la conservation de leurs cendres doivent se substituer au mode actuel d'ensevelissement, puisque, avec elle, au très grand profit de la salubrité et de l'hygiène publiques, sans offenser la religion, sans léser les droits imprescriptibles de la société, en respectant toujours le libre arbitre des décédés, leurs volontés dernières, les sentiments sacrés de la famille, l'on peut honorer la mémoire de ceux qui ne sont plus.

La crémation imite parfaitement l'œuvre de la nature; ce que celle-ci produit lentement, par des voies obliques, par l'intermédiaire d'émanations nuisibles, la combustion l'accomplit avec rapidité et sans danger d'aucune sorte, ne laissant à la surface de la terre qu'une masse minime de cendres inertes.

Et ne pensez-vous pas, Messieurs, que la France et l'Angleterre doivent être justement fières d'être restées fidèles à leur mission civilisatrice?

La France, en posant, la première, l'incinération des corps au rang des grands problèmes de l'hygiène publique moderne; l'Angleterre, en la faisant accepter comme pratique usuelle par toutes les classes de la société.

Ne pensez-vous pas aussi que la génération qui nous suivra, en constatant l'immense amélioration qui s'est opérée dans la salubrité de nos grandes cités, se demandera, avec une certaine surprise, comment un système préconisé par les peuples les plus avancés de l'antiquité a pu rester ainsi dans l'oubli pendant plusieurs siècles de civilisation?

Aujourd'hui, nous tous, partisans sincères et convaincus de la Réforme hygiénique qui a nom Crémation, serrons nos rangs et fourbissons de nouvelles armes pour combattre le bon combat!

CONSEIL D'ÉTAT

Projet de décret portant règlement d'administration publique sur les conditions applicables aux divers modes de sépultures (*Adopté par le Conseil d'État*.

Le Président de la République Française, sur les rapports du Ministre de l'Intérieur ; vu la loi du 15 novembre 1887, sur la liberté des funérailles, notamment les articles 3 et 5 ainsi conçus :

« ART. 3. — Tout majeur ou mineur émancipé, en état de tester, peut régler les conditions de ses funérailles, notamment en ce qui concerne le caractère civil et religieux à leur donner et le mode de sa sépulture... Un règlement d'administration publique déterminera les conditions applicables aux divers modes de sépulture. Toute contravention aux dispositions de ce règlement sera punie des peines édictées par l'article 5 de la présente loi.

» ART. 5. — Sera punie des peines portées aux articles 199 et 200 du Code pénal, sauf application de l'article 463 dudit Code, toute personne qui aura donné aux funérailles un caractère contraire à la volonté du défunt ou à la décision judiciaire, lorsque l'acte constatant la volonté du défunt ou la décision du juge lui aura été dûment notifié ; »

Vu le décret du 23 prairial an XII ; — Vu le décret du 18 mai 1806 ; — Vu la loi du 5 avril 1884 ; — Le Conseil d'État entendu. — Décrète :

Titre Iᵉʳ. — *Dispositions générales.*

Article premier. — L'officier de l'état civil peut, s'il y a urgence, notamment en cas de décès survenu à la suite d'une maladie contagieuse ou épidémique, ou en cas de décomposition rapide, prescrire, sur l'avis du médecin commis par lui, la mise en bière immédiate après la constatation officielle du décès, sans préjudice du droit d'ordonner la sépulture avant l'expiration du délai fixé par l'article 77 du Code civil.

Art. 2. — Si le décès paraît résulter d'une maladie suspecte, dont la protection de la santé publique exige la vérification, le préfet peut, sur l'avis conforme écrit et motivé de deux docteurs en médecine, prescrire toutes les constatations nécessaires et même l'autopsie.

Art. 3. — Il ne peut être procédé aux opérations tendant à la conservation des cadavres par l'embaumement ou par tout autre moyen, sans une autorisation du préfet de police dans le ressort de la préfecture, du maire partout ailleurs.

Pour obtenir cette autorisation, il y a lieu de produire : 1° une déclaration indiquant les modes et les substances que l'on se propose d'employer, ainsi que le lieu et l'heure de l'opération ; 2° un certificat du médecin traitant, affirmant que la mort est le résultat d'une cause naturelle. La décision est prise sur le rapport d'un médecin assermenté commis pour vérifier le décès, et établi dans les formes prescrites par l'article 17.

Art. 4. — Sauf la translation à la chambre funéraire prévue à l'article suivant, le déplacement d'un cadavre ne peut s'effectuer s'il n'a été autorisé par le maire ou par le sous-préfet, selon que ce déplacement a lieu dans les limites de la commune ou de l'arrondissement; dans les autres cas, il doit être autorisé par le préfet du département où a lieu le décès. L'introduction de corps en France, leur transport au lieu de sépulture sont autorisés par le ministre de l'intérieur.

Art. 5. — Il peut être établi des chambres funéraires destinées à recevoir avant la sépulture les corps de personnes dont le décès ne provient pas d'une maladie contagieuse. Ces chambres funéraires sont créées, sur la demande du Conseil municipal, par arrêté du préfet, qui ne peut statuer qu'après une enquête *de commodo et incommodo* et avis du Conseil d'hygiène. Si une chambre funéraire présente des inconvénients graves, le préfet peut en ordonner la suppression, le Conseil municipal entendu.

Art. 6. — L'admission des corps à la chambre funéraire ne peut avoir lieu que sur la production :

1° D'une demande écrite du chef de la famille ou de toute autre personne ayant qualité pour pourvoir aux funérailles. Cette demande énoncera les nom, prénoms, âge, profession et domicile du décédé ;

2° D'un certificat de décès dans lequel le médecin traitant doit constater que le décès n'a pas été provoqué par une maladie contagieuse.

A défaut de médecin traitant, l'admission à la chambre funéraire ne peut avoir lieu qu'en vertu d'une autorisation du maire ou du commissaire de police.

Dans les cas prévus par l'article 81 du Code civil, cette admission doit être autorisée par le procureur de la République.

Art. 7. — Le commissaire de police peut requérir l'admission, à la chambre funéraire, des corps de personnes étrangères à la commune qui décèdent sur la voie publique ou dans un lieu ouvert au public.

Art. 8. — Les corps sont transportés à la chambre funéraire dans des voitures spéciales ou des civières fermées. Ils doivent avoir le visage découvert et les mains libres.

Art. 9. — La constatation officielle du décès peut être faite à la chambre funéraire.

Art. 10. — La sépulture dans le cimetière d'une commune est due : 1º aux personnes décédées sur son territoire, quel que soit leur domicile ; 2º aux personnes domiciliées sur son territoire, alors même qu'elles seraient mortes dans une autre commune ; 3º aux personnes non domiciliées dans la commune, mais y ayant droit à une sépulture de famille.

Art. 11. — A défaut de la famille, la commune est tenue de pourvoir à la sépulture des personnes décédées sur son territoire, sauf à réclamer contre qui de droit le remboursement de la dépense.

Titre II. — *Des inhumations.*

Art. 12. — Les cercueils doivent être déposés dans les fosses et tranchées, à une profondeur d'un mètre cinquante centimètres au moins.

Art. 13. — Chaque fosse particulière aura au minimum une largeur de quatre-vingts centimètres sur une longueur de 2 mètres. Pour l'inhumation des enfants en bas âge, les fosses peuvent être réduites à un mètre superficiel. Les fosses seront distantes entre elles de trente centimètres au moins.

Art. 14. — Les concessions, dans les cas où il n'y a point de caveau de famille, ne peuvent recevoir plusieurs corps que si cinq années au moins séparent chaque inhumation, ou si les corps ont été placés de manière que la profondeur réglementaire soit observée dans la dernière inhumation.

Art. 15. — Dans les inhumations en tranchée les cercueils doivent être distants les uns des autres d'au moins vingt centimètres.

Titre III. — *De l'incinération.*

Art. 16. — Aucun appareil crématoire ne sera mis en usage sans une autorisation du Préfet accordée après avis du Conseil d'hygiène.

Art. 17. — Toute incinération sera faite sous la surveillance de l'autorité municipale. Elle doit être préalablement autorisée par l'officier de l'état civil du lieu du décès, qui ne peut donner cette autorisation que sur le vu des pièces suivantes :

1° Une demande écrite du membre de la famille ou de toute autre personne ayant qualité pour pourvoir aux funérailles ; cette demande indiquera le lieu où doit s'effectuer l'incinération ;

2° Un certificat du médecin traitant, affirmant que la mort est le résultat d'une cause naturelle ;

3° Le rapport d'un médecin assermenté, commis par l'officier de l'état civil pour vérifier les causes du décès.

A défaut de certificat d'un médecin traitant, le médecin assermenté doit procéder à une enquête sommaire, dont il consignera les résultats dans son rapport. Dans aucun cas, l'autorisation ne peut être accordée que si le médecin assermenté certifie que la mort est due à une cause naturelle.

Art. 18. — Si l'incinération doit être faite dans une autre commune que celle où le décès a eu lieu, il devra en outre être justifié de l'autorisation de transporter le corps conformément à l'article 4.

Art. 19. — La réception du corps et son incinération sont constatées par un procès-verbal qui est transmis à l'autorité municipale.

Art. 20. — Les cendres ne peuvent être déposées, même à titre provisoire, que dans des lieux de sépulture régulièrement établis. Toutefois, les dispositions des articles 12 et 15 ne sont pas applicables à ces dépôts.

Art. 21. — Les cendres ne peuvent être déplacées qu'en vertu d'une permission de l'autorité municipale.

Art. 22. — Toute contravention aux dispositions réglant les conditions des sépultures et contenues dans les articles 3, 4, 8 § 2, 16, 17, 18, 20 et 21 sera passible des peines prévues aux articles 3 et 5 de la loi du 15 novembre 1887.

Art. 23. — Sont abrogées toutes dispositions contraires au présent décret.

IMPRIMERIE CENTRALE DES CHEMINS DE FER. — IMPRIMERIE CHAIX,
RUE BERGÈRE, 20, PARIS. — 16286-7-9.

PRINCIPALES PUBLICATIONS DE LA SOCIÉTÉ

(1877-1888)

N° 1. Dr DE PIETRA SANTA. *Société française d'hygiène, sa raison d'être, son but, son avenir*; broch. in-8°, 1877.

N° 5. ASSAINISSEMENT DE PARIS. Épuration et utilisation des Eaux d'égout de la ville (Presqu'île de Gennevilliers et forêt de Saint-Germain). Documents divers; broch. in-8°, 1880.

N° 9. ASSAINISSEMENT DE PARIS (Les Odeurs de Paris et les Systèmes des Vidanges); broch. in-8°, 1882.

N° 11. Dr E. MONIN. La propreté de l'individu et de la maison; broch. in-8°, 1884. — 4e édition 1886.

N° 14. HYGIÈNE ET ÉDUCATION DE L'ENFANCE (de la naissance à 12 ans). Réunion des trois brochures publiées après les concours de 1879-1884-1886; vol. in-8°, Paris, 1886.

N° 16. Dr BLAYAC. Une colonie scolaire (vacances de 1887; broch. in-8° avec tableaux, 1887).

N° 18. Dr DE PIETRA SANTA et A. JOLTRAIN. Les stations d'eaux minérales du centre de la France. La caravane hydrologique de septembre 1887. Vol. in-8°, illustré de 6 gravures. Paris 1888.

N° 19. Dr DE PIETRA SANTA et A. JOLTRAIN. Les stations d'eaux minérales et les stations sanitaires de la Suisse et des Vosges. La caravane hydrologique d'août 1888. Vol. in-8°, illustré de 12 gravures. Paris 1889.

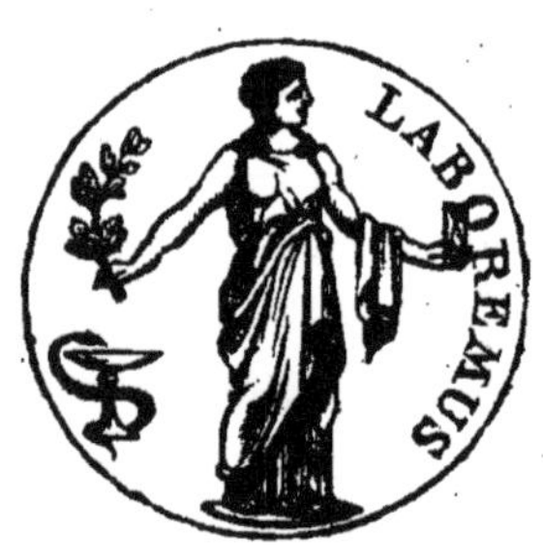

IMPRIMERIE CENTRALE DES CHEMINS DE FER. — IMPRIMERIE CHAIX. — RUE BERGÈRE, 20, PARIS. — 16288-7-9.